ORIGINES

DU

PROCÉDÉ DES RÉSECTIONS SOUS-PÉRIOSTÉES

OUVRAGES DU MÊME AUTEUR

Traité de l'écrasement linéaire, nouvelle méthode pour prévenir l'effusion du sang dans les opérations chirurgicales. — 1 vol. in-8, avec 40 figures. — A Paris, chez J.-B. Baillière et Fils, libraires-éditeurs.

Traité pratique de la suppuration et du drainage chirurgical. — 2 vol. grand in-8° compactes. — Prix : 18 fr.

Traité clinique et pratique des opérations chirurgicales, ou **Traité de thérapeutique chirurgicale.** — 2 vol. in-8° avec 180 figures dans le texte.

Clinique chirurgicale de l'hôpital Lariboisière :

1° Leçons sur le traitement des tumeurs hémorrhoïdales. Avec planches.
2° Leçons sur la trachéotomie. In-8° avec 10 planches.
3° Leçons sur l'hypertrophie des amygdales et sur une nouvelle méthode pour leur ablation. In-8 avec 8 planches. — A Paris, chez Victor Masson et Fils.

Discours prononcé à l'Académie de médecine sur l'infection purulente. — Se trouve à la librairie Victor Masson.

Des épanchements purulents de la poitrine traités par le drainage. — Victor Masson.

Études sur les résections, par le docteur CHASSAIGNAC, chirurgien des hôpitaux de Paris, membre de l'Académie de médecine.

Recherches cliniques sur l'étranglement des hernies. — *Gazette médicale.* Année 1864.

ORIGINES
DU
PROCÉDÉ DES RÉSECTIONS
SOUS-PÉRIOSTÉES

PAR M. CHASSAIGNAC
Chirurgien des hôpitaux de Paris, Membre de l'Académie de médecine.

PARIS
IMPRIMERIE TYPOGRAPHIQUE DE A. POUGIN
13, QUAI VOLTAIRE, 13

1872

ORIGINES

DU

PROCÉDÉ DES RÉSECTIONS

SOUS-PÉRIOSTÉES

La communication que j'ai l'honneur de vous soumettre a pour but de prouver :

Que la chirurgie des hôpitaux de Paris, loin de rester en arrière de la chirurgie des hôpitaux de Lyon, dans la question des résections, l'a devancée de plus de dix ans ;

Que la méthode dite sous-périostée n'appartient point à M. Ollier, et que, longtemps avant lui, elle a été pratiquée, suivant toutes les règles dont il se prétend l'initiateur, en sorte que ceux qui l'ont précédé dans cette voie se trouvent injustement dépouillés et se croient en droit d'en exprimer leur regret.

Ces assertions me paraissent, pour M. Ollier aussi bien que pour moi-même, d'une gravité telle que si je les émettais sans preuves sérieuses et concluantes, j'assumerais une bien lourde responsabilité, et je me croirais forcé de faire amende honorable devant mes collègues, si je restais convaincu d'avoir en quoi que ce soit altéré la vérité historique.

J'ai assez d'expérience pour savoir que quand on émet des assertions, capables d'intéresser le renom d'équité d'un de nos confrères, il faut y mettre de grandes précautions, et y regarder à deux fois avant d'articuler des choses qu'on serait hors d'état de prouver.

J'entreprends de démontrer que des résections faites sous le périoste et sous la capsule, avec conservation intégrale de l'un et de l'autre, ont été exécutées dans les hôpitaux de Paris avant de l'être à Lyon ; que par conséquent des opérations sous-périostéo-capsulaires du type le plus pur et à incision unique ont été pratiquées, figurées et publiées à Paris en 1854 et 1855.

Je cherche à rendre à qui de droit l'invention réelle de la méthode; je l'attribue à l'école des physiologistes et à Flourens en particulier. En élevant la voix pour celui qui, dans mes recherches sur l'écrasement linéaire, m'a offert un si généreux accueil dans son laboratoire, je n'aurai fait que remplir un devoir de reconnaissance. Heureusement il a laissé à la tête de la science des élèves bien autrement capables que moi de lui rendre une justice éclatante. En tout état de cause, il convient, même dans les réclamations personnelles, de ne pas songer qu'à soi.

C'est seulement eu égard aux physiologistes français que j'ai considéré Flourens comme promoteur de la méthode sous-périostée. On trouvera dans mon *Traité des opérations* (t. Ier, p. 610), l'indication précise des travaux de B. Heine publiés en Allemagne (1). Ces travaux prouvent qu'on ne pourrait désormais s'attribuer, à l'égard de la méthode sous-périostée, qu'une paternité, je ne dirai pas mensongère, mais du moins fort douteuse. Voici le texte de B. Heine.

« La régénération des os sur les animaux était à peu près complète lorsqu'on avait conservé le périoste. »

B. Heine dit aussi qu'en faisant des expériences sur la régénération des os, il a vu ces organes se reformer presque complétement, quand il avait eu soin de maintenir préalablement, pendant quelque temps, l'os extirpé dans sa propre gaîne périostique. Cet auteur a vu que quand le périoste n'était pas conservé, le membre se raccourcissait et ne formait qu'un cordon fibreux.

Il s'agit, pour moi, de savoir si, ayant mis publiquement en pratique dans les hôpitaux de Paris, dix ans avant M. Ollier, les procédés de la méthode sous-périostée, et cela dans l'acception la plus rigoureuse du sens de cette méthode, je dois, sans protestation de ma part, rester dépouillé de mes droits scientifiques sur ce point. Je ne crois pas que mes confrères, même mes adversaires les plus animés, puissent admettre un pareil déni d'équité scientifique et professionnelle. Je ne le crois pas. Toutefois, si je me trompe,

(1) Von Græfe et von Walther's, *Journ. Bd.* XXIV, 4.

si ma réclamation est reconnue illégitime, je me soumets sans réserve au verdict de mes confrères.

Quel est, parmi les chirurgiens de ce temps, celui qui, appliquant à toutes les résections le principe de l'incision unique, ait donné l'exemple d'une résection avec conservation intégrale du canal périostéo-capsulaire dans le but nettement visé et très-explicitement accusé à l'avance, de conserver le périoste comme moyen de régénération osseuse, intégrale, là où elle est possible, largement réparatrice dans les autres cas, ainsi que cela sera bientôt démontré? Cette mise en demeure formulée ainsi, M. Ollier, soutenu par ses fervents adeptes, pourra bien prétendre que ce chirurgien, c'est M. Ollier lui-même. Je pense qu'après vérification, bon nombre de nos confrères, et avec plus de raison, répondront que ce n'est pas lui.

Je crois que M. Ollier, quand il se donne pour inventeur de la méthode sous-périostée, a un droit de propriété fort contestable.

L'unicité de l'incision étendue à toutes les résections et à laquelle il a recours, on sait, et il en a fait l'aveu, à qui il la doit.

La conservation intégrale du périoste, il la trouve non-seulement conseillée par Flourens, mais exécutée publiquement à Paris et publiée, dessinée dans des écrits qu'il peut bien dédaigner si cela lui fait plaisir, mais qui n'en constituent pas moins des documents irrécusables dans une question de dates, surtout quand leur exactitude a été présentée au contrôle des chirurgiens en pleine Académie de médecine (16 janvier 1855).

Singulière méthode nouvelle, qui, au jour de sa naissance, 1866, compte déjà dix ou onze années d'existence.

Le *Traité des opérations* a été publié par Victor Masson en 1861. Les dessins de toutes les résections à incision unique y sont représentés, ainsi que vous pourrez en juger.

Une chose essentielle, en un pareil débat, consiste à préciser le point de départ, l'origine de la discussion.

Je dois donc, avant tout, relever avec fidélité les paroles de notre confrère, et je les prends dans la communication même de M. Ollier (1).

Exposons donc, avec la froide impassibilité d'un procès-verbal, les assertions dont il s'agit.

Seulement, je suis obligé, vu leur nombre, de les diviser en

---

(1) *Bulletin de l'Académie de médecine*, séance du 2 avril 1872.

deux classes : celles qui sont fortement discutables, celles qui son absolument dénuées de toute vérité.

Je commence :

« Si l'on pratique, sur le cadavre, deux résections de la même articulation, l'une par la méthode sous-périostée, l'autre par le meilleur des procédés anciens, on verra immédiatement un des avantages des résections sous-périostées.

« La conservation du canal périostéo-capsulaire est le principe fondamental de la méthode. »

« Les avantages des résections sous-périostées, soit au point de vue de la régénération des os, soit au point de vue de la résection des articulations, sont tellement frappants qu'ils doivent faire considérer la nouvelle méthode comme *la seule rationnelle.* »

« Mais ce n'est pas seulement par des arguments de ce genre que M. Ollier vient aujourd'hui faire apprécier les avantages de *sa méthode opératoire.* »

« S'occupant du procédé opératoire, il montre les avantages de l'incision antérieure, qui permet d'aborder l'articulation facilement et sans danger, et qui permet le mieux d'appliquer les règles fondamentales de *sa méthode.* »

« Si l'on ne peut pas, chez l'adulte, obtenir la régénération de l'os enlevé, on obtiendra *toujours, par la méthode sous-périostée, une articulation* à la fois solide et mobile, *de même type* que l'articulation enlevée. A l'épaule, on verra se reconstituer une véritable énarthrose, etc., etc. »

« *Jamais*, dans les cas où l'on avait retranché 6 *centimètres* de l'humérus, et à plus forte raison dans les cas où l'on avait *scié l'os au-dessous de l'attache deltoïdienne*, on n'avait obtenu des résultats comparables à ceux que donne la résection sous-périostée. »

« Pour faire une résection périostée d'après la méthode de l'auteur, il ne suffit pas de *gratter l'os plus ou moins régulièrement*, de conserver *par-ci par-là* quelques lambeaux du périoste, il faut suivre exactement les règles opératoires, dont la plus importante est la conservation intégrale de la gaîne périostéo-capsulaire.

« *Tous* les procédés anciens sont *essentiellement défectueux*. Aujourd'hui on n'a aucune raison pour les maintenir dans la pratique : on doit les mettre au rang des opérations *surannées.* »

De ces citations, il résulte : 1° Que la conservation du périoste et de la capsule articulaire est le principe fondamental de sa méthode : la méthode de M. Ollier.

2° Que la méthode de M. Ollier doit être considérée comme la *seule rationnelle.*

3° Que ce qui permet le mieux d'appliquer les règles de sa méthode, c'est *l'incision antérieure* dans la résection de la tête de l'humérus.

4° Qu'on obtient *toujours*, par la méthode de M. Ollier, une articulation du *même type* que l'articulation enlevée, et qu'à *l'épaule* on verra se reconstituer une *énarthrose.*

5° *Jamais*, dans les cas où l'on avait retranché 6 *centimètres* de l'humérus, on n'avait obtenu des résultats *comparables* à ceux que donne la résection sous-périostée.

6° Pour faire une résection périostée d'après la méthode de l'auteur, il ne suffit pas de *gratter l'os plus ou moins régulièrement*, de conserver *par-ci, par-là*, quelques lambeaux du périoste, il faut suivre exactement les règles opératoires, dont la plus importante est la conservation intégrale de la gaîne périostéo-capsulaire.

7° Tous les procédés anciens sont *essentiellement défectueux.* Aujourd'hui, on n'a aucune raison pour les maintenir dans la pratique. On doit les mettre au rang des *opérations surannées.*

Vous le voyez, messieurs, c'est sa méthode, la méthode de l'auteur, la seule rationnelle, celle qui donne des résultats auxquels ceux des autres méthodes ne sont pas comparables.

Ne sentez-vous pas comme un souffle d'inspiré dans ces expressions ambitieuses, de *ma méthode, la seule rationnelle*, la méthode à résultats incomparables ? Ah ! cher confrère, vous ne jouissez pas à moitié de vos réussites, et vous ne triomphez pas avec modération : à ceux qui agissent ainsi vous savez ce que réserve l'avenir.

Voilà d'un trait de plume toutes les méthodes antérieures, à la venue de M. Ollier, qui reçoivent un congé définitif et en bonne forme, et qui sont repoussées comme essentiellement défectueuses et comme surannées.

Ce qui n'est pas suranné, mais ce que je trouve essentiellement défectueux, c'est cette manière leste et dégagée de traiter les travaux qui ont eu le tort de précéder les vôtres.

Prenez donc garde que parmi ces hommes qui ont tracé la voie, se trouvent des chirurgiens de premier ordre, des maîtres éminents et qui (étant admis que leurs procédés sont susceptibles de réforme et de perfectionnements) ont cependant droit à des ménagements, à des égards et surtout à une radiation moins sèchement formulée.

Je vais peut-être vous surprendre en me bornant à vous rappeler, non pas les noms de tous les chirurgiens qui ont fait des résections, la liste en serait longue, mais de ceux-là seulement qui, pour la résection de la tête humérale, ont laissé dans la science la trace de leur passage; j'indiquerai les dates pour montrer la marche successive qui a été parcourue.

Ce sont :

En 1768, Ch. White.

En 1771, Lentin.

En 1773, Bent.

En 1779, Orred.

De 1803 à 1815, Moreau père et Moreau fils; la brillante phalange des chirurgiens militaires, Larrey, Percy, Willaume, Reynaud, Guthrie. Presque tous pour des plaies d'arme à feu.

En Angleterre, Syme, Babington, Liston.

En France, Velpeau, Delpech, Blandin.

En Belgique, Seutin.

En Italie, Malogo.

En Égypte, Clot-Bey.

En Allemagne, Wutzer, Frike et surtout Textor.

En Autriche, Jœger, 3 opérations, dont 2 succès; la troisième opération suivie de mort, mais dans quelles circonstances? Femme de 62 ans, ivre ; fracture avec plaie et rupture hémorrhagique des vaisseaux axillaires, suivie d'une syncope prolongée avec exposition à l'air frais de la nuit, pendant plus de six heures.

Comment, vous dites à ces représentants illustres de la chirurgie que leurs procédés ne valent rien ! Mais ce sont eux qui vous ont appris à vous-même les procédés dont vous vous faites le plus d'honneur en les leur empruntant. N'est-ce par Ch. White qui vous a appris cette incision acromio-humérale pour la découverte de laquelle vous n'avez pas eu à vous mettre en frais d'imagination, et dont vous vous évertuez à louer les avantages, absolument comme si vous en étiez l'inventeur ?

Non, monsieur, le véritable inventeur en cette matière, c'est White, qui trace une ligne inexplorée jusque-là ; ce n'est pas celui qui fouille cette ligne avec plus ou moins de prétentions et de fracas.

La plupart de ces hommes si lestement éconduits sont des maîtres dont la chirurgie s'honore et dont nous avons le devoir de faire respecter les travaux et le souvenir.

Enfin, vous rejetez les anciens comme n'ayant employé que des procédés défectueux ; mais les chirurgiens contemporains, comment les traitez-vous? M. Ollier a un procédé encore plus sommaire que le premier; il vous supprime complétement toute une école.

Dans le monde chirurgical, en matière de résections, il n'y a que les anciens et lui, lui et les anciens. Et les chirurgiens de son temps, qu'en fait-il? Ah ! ce qu'il en fait, il ne nous l'a pas dit.

Autre procédé : M. Ollier se livre à des imitations de formules qui n'ont pas, il est vrai, une grande importance, mais dont il pourrait bien indiquer l'idée première.

J'avais écrit, page 618 du tome Ier de mon traité : « Il est une expérience appréciative que je recommande à quiconque voudra se faire, sur les procédés de résection, une opinion motivée. Exécutez sur les deux membres d'un cadavre, d'un côté les procédés à incision unique, de l'autre, les procédés habituellement décrits, etc. »

M. Ollier répond en manière d'écho : « Si l'on pratique sur le cadavre deux résections de la même articulation, l'une par la méthode sous-périostée, l'autre par les procédés anciens, on verra immédiatement les avantages des procédés sous-périostés. »

Après une pareille confrontation des textes, nier la similitude des expressions et des idées, c'est nier l'évidence. Et je crois que le mode de démonstration dont il s'agit m'appartient bien plus légitimement qu'à M. Ollier.

Notre confrère ne se gêne pas pour nous faire connaître ses désapprobations sur nos procédés; ainsi, dans le texte de sa communication à la Société de chirurgie, il affirme que la segmentation préalable est mauvaise.

Elle est mauvaise ! je le crois bien, quand, pour s'en passer, on a recours à un artifice aussi ingénieux que celui-ci; quand, ainsi qu'il l'a pratiqué au Val-de-Grâce, on fait éclater l'os par un coup de révolver. Qui ne voit que cette balle de révolver remplace la section préalable faite avec la scie? Il ne faut pourtant pas des efforts de perspicacité pour deviner que rompre la continuité d'un membre, par une fracture préalable ou la rompre par un trait de scie, c'est, au point de vue du mécanisme opératoire, une seule et même chose; car il ne s'agit plus, dans l'un et l'autre cas, que de présenter à l'incision deux tronçons osseux, sortant sans effort, et sur lesquels on fait du sous-périostisme tout à son aise.

Cela peut donner lieu à une petite surprise, à une sorte de trompe-l'œil en face d'un auditoire courtois et bien disposé, mais ne serait pas de mise devant la sagacité pratique d'une assemblée de chirurgiens.

A l'amphithéâtre, le procédé est-il de bonne guerre? Cela est douteux. Mais au lit du malade, on n'admet pas un genre de préparation qui tranche le nœud gordien de la continuité osseuse, pour préparer un trop facile triomphe à l'opérateur.

En somme, M. Ollier fait au révolver, avant l'incision, ce que je fais avec la scie. Et un critique malveillant ne manquerait pas d'appeler ce procédé un désossement à coups de révolver.

Il est difficile, devant l'intrépidité des affirmations si crûment exprimées de M. Ollier, de ne pas être ébranlé ou, pour le moins, très-désagréablement impressionné.

Aussi, lors de sa communication dans une autre enceinte, je voulus sur-le-champ, et séance tenante, protester contre les assertions de M. Ollier, et je ne m'arrêtai que devant les termes impératifs du règlement.

C'est l'ensemble de ces façons d'agir qui m'a conduit à examiner avec un redoublement d'attention, les titres de propriété de la prétendue méthode sous-périostée, qui, selon moi, ne constitue autre chose qu'un détail particulier dans le mode d'exécution des méthodes déjà connues, mais ne constitue point une méthode, ainsi, du reste, que l'a parfaitement établi M. Le Fort à la Société de chirurgie.

Mais j'ai hâte d'aborder l'examen d'une série de propositions dont j'ai à démontrer la parfaite inexactitude.

Je suis obligé d'entrer, pour cette démonstration, dans de longs détails et dans des détails techniques; j'ai l'espoir que l'importance du sujet me les fera pardonner.

PREMIÈRE QUESTION.

Est-il vrai que le principe fondamental de la méthode sous-périostée, seule rationnelle, appartienne à M. Ollier?

Je dis que ce principe n'appartient nullement à notre confrère, qui l'a trouvé formulé nettement et mis en pratique, d'une manière complète et détaillée, longtemps avant lui.

Voici mes preuves :

Le 16 janvier 1855, dans la séance de l'Académie de médecine, a été présentée une femme âgée de 40 ans, opérée le 11 juillet 1854. Elle a subi une ablation des deux tiers internes de la clavicule avec conservation intégrale du nid périostéo-capsulaire ou sous-périostéo-capsulaire, pour parler le langage de M. Ollier, me bornant à le compléter un peu.

Par conséquent, dix ans avant les publications de M. Ollier, on trouve sa prétendue méthode aussi complétement, aussi rigoureusement appliquée qu'il l'ait jamais fait et qu'il le fait encore aujourdhui.

Principe fondamental, exécution opératoire, résultat clinique, c'est-à-dire reproduction constatée en pleine Académie, pansement par occlusion tous les huit jours, cuirasse dextrinée, tout y est, et je me demande par quel enchaînement, ou plutôt par quel entraînement d'idées il a pu considérer comme sienne une méthode toute trouvée et complétement mise à exécution avant lui. C'est à ce point que je cherche ce qu'il aurait bien pu inventer pour la porter plus loin. Ce n'est assurément pas cet instrument (superfétation chirurgicale) qu'il appelle un détache-tendon, auquel M. Ollier lui-même n'attache pas une grande importance, et moins encore, comme de raison, à la dénomination qu'à la chose.

Il en est à peu près de même de son incision en *baïonnette*, pour la résection du coude ; car, à la manière dont cette innovation a été accueillie, M. Ollier a bien dû s'apercevoir qu'il n'était pas facile de faire passer aux yeux des chirurgiens trois incisions unies entre elles pour une seule incision.

Il y a des artifices de langage dont il faut se défier : une incision en baïonnette, qu'est-ce, je vous prie? C'est tout simplement une incision composée de trois autres incisions, dont deux longitudinales et une transversale.

Il fait, par son incision en baïonnette, trois incisions réunies en une seule. Roux n'en faisait que deux, Park n'en faisait qu'une. Ne parlons donc plus de l'incision en baïonnette.

A force de recevoir des encouragements, des couronnes, des ovations pour une découverte qu'il n'avait point faite ; à force de se dire à lui-même et de répéter aux autres qu'il était l'inventeur d'une méthode de résection, M. Ollier a cru pouvoir se mettre à l'aise, aussi bien avec l'histoire de la chirurgie ancienne, qu'avec celle de la chirurgie contemporaine, et n'a pas su résister à un emportement qu'il est peut-être encore temps de refréner. Il faut du moins l'essayer et prendre la place de l'avertisseur antique marchant à côté du triomphateur pour lui infliger ce que, dans notre style académique, nous appelons des rectifications.

Entre gens qui pratiquent honorablement la science et la profession, il y a des choses dont on ne se soupçonne ni les uns ni les autres. J'en excepte cependant certaines personnalités connues pour pratiquer le plagiat d'une manière éhontée.

Je ne puis donc me résoudre à penser que M. Ollier se soit dit : voilà un fait non douteux de résection sous-capsulo-périostée, je vais m'en emparer pour le faire servir de base à ma méthode, sans le rapporter à sa véritable origine. Non, il a été dupe d'une illusion. Je ne puis, je ne dois pas admettre autre chose qu'une illusion ; seulement, je trouve qu'elle se prolonge trop.

Il semble cependant que, pour qu'aucune échappatoire, aucun refuge ne fussent laissés au déni de justice, qu'on ne prévoyait pourtant pas, du moins à ce degré, le texte de la communication consignée dans mon mémoire de 1855, appuie avec *insistance,* mais sans se l'approprier, sur le caractère fondamental de la méthode.

On y trouve assurément l'expression la plus complète d'une méthode inspirée par la physiologie et mise à exécution avec une précision mathématique. Et M. Ollier retiendra ceci : qu'en de pareilles conditions, nous ne pouvons nous mettre au nombre de ces gens qui grattent l'os plus ou moins régulièrement, et qui, suivant son élégante expression, coupent par-ci par-là des lambeaux du périoste.

Toutes mes opérations ont été faites dans cet amphithéâtre de Lariboisière que M. Ollier connaît bien, et où j'ai eu l'insigne honneur de voir figurer tout ce qui a un nom aujourd'hui, dans la chirurgie européenne et dans la chirurgie américaine.

Il ne me serait pas permis d'être aussi affirmatif, si je ne faisais pas connaître, dans leur entier, les pièces que j'ai sous la main et que je dépose sur le bureau de la Société. Avant tout, voici l'observation.

Je la donne aussi complète qu'elle a été publiée dans la *Gazette hebdomadaire* et dans mon *Traité des opérations*, t. Ier, p. 669. Je me bornerai, pour économiser les instants de la Société, à ne citer textuellement que les passages qui se rapportent à l'objet en litige.

Le titre de l'observation mérite d'arrêter un instant votre attention :

« *Fracture spontanée de la clavicule droite chez une femme de 40 ans ; ostéite suppurante, perforation des téguments ; résection des deux tiers internes de la clavicule ; conservation du périoste dans l'opération (conservation intégrale de la capsule et du périoste). Reformation de la clavicule par un tissu osseux de remplacement. — Guérison.* »

Je complète le sommaire en disant : *aucune destruction d'aucune partie du périoste ni de la capsule,* qui ont été simplement incisés à leur partie antérieure.

J'arrive aux détails mêmes de l'acte opératoire, et voici ce que j'appellerai aussi, moi, l'indication fondamentale exposée en plein :

« Le 11 juillet 1854, la malade étant amenée à l'état de tolérance anesthésique, on procède à la résection..... La clavicule est mise à nu. On saisit avec le davier à résection, le fragment interne de la clavicule, et on peut alors facilement le disséquer, en *ayant toujours soin de le raser de près avec le bistouri, pour obtenir la conservation du périoste, d'après les vues de Flourens,* et, pour éviter la lésion des organes sous-claviers et de la plèvre, organes qu'on voit au fond de la plaie. »

« Cela fait, on reconnait que l'altération se propage vers l'extrémité interne de la clavicule, ce qui oblige à pratiquer la désarticulation. »

« Puis arrive le pansement par occlusion tous les huit jours, la cuirasse dextrinée et l'écharpe de Mayor. »

« Ce qui était déjà très-expressément indiqué dans le récit de l'observation, se trouve confirmé à nouveau dans les commentaires de l'observation clinique, et cela dans les termes suivants :

« Alors même que le désir de sauvegarder, par une dissection très-attentive, les organes délicats, limitrophes à la clavicule, ne nous ont pas conduit à respecter scrupuleusement tout ce qui était autre chose que l'os malade, nous aurions apporté dans cette résection *le même soin* que nous *mettons dans les opérations de ce genre* à conserver la plus grande partie possible du périoste. Nous ne faisons, en cela, que nous conformer au précepte donné par Flourens, dont les recherches sur la régénération des os ont si bien mis en lumière la véritable doctrine thérapeutique et pratique des résections. »

« Quand on a saisi, au moyen d'un instrument quelconque et même avec les doigts et un linge rude, à défaut de toute autre chose, l'extrémité sectionnée du fragment sternal, on lui imprime des mouvements très-faciles et tels qu'on les exécuterait, en supposant qu'on eût donné un manche long et solide à la partie que l'on veut extraire ; on désarticule alors avec la plus grande facilité, en se bornant, pour toute règle, *à disséquer par petits coups et toujours au contact bien strict de la substance osseuse,* sans jamais laisser égarer daus les chairs la pointe du bistouri. »

Enfin, la seconde conclusion du mémoire est ainsi conçue :

« La clavicule est peut-être, de tous les os, celui sur lequel on peut le mieux conserver le périoste dans les résections, circonstance qui, d'après les travaux de Flourens, est éminemment propre à faciliter la régénération de l'os. »

Ici se bornent les citations textuelles d'un mémoire publié dans trois numéros de la *Gazette hebdomadaire* (tome II, 8 juin 1855, numéros 23, 26 et 27 du journal).

Permettez-moi, messieurs, de vous faire remarquer que, dans le récit de l'opération, dans les réflexions qui le suivent, enfin dans les conclusions, se trouve l'exposé complet de la méthode sous-capsulo-périostée ou, pour parler plus simplement, de la méthode de conservation intégrale du périoste et de la capsule, dans son sens le plus pur et dans un type nullement équivoque. Seulement, le principe fondamental de l'opération est soigneusement réservé à Flourens; mais périoste et capsule sont intégralement conservés, et c'est là le seul point vraiment sérieux, tout le reste n'étant qu'adventice et du ressort de l'exécution manuelle.

Veuillez vous rappeler les expressions suivantes :

« *On peut facilement disséquer le périoste, en ayant soin de raser l'os de près avec le bistouri.*

« *Nous aurions apporté dans cette résection le même soin que nous mettons, dans les opérations de ce genre,* à conserver la plus grande partie possible du périoste. »

« On désarticule en se bornant à disséquer par petits coups et toujours au *contact bien strict de la substance osseuse*, sans jamais laisser égarer dans les chairs la pointe du bistouri. »

J'ai respecté scrupuleusement le périoste de la clavicule, je n'ai pas enlevé une parcelle de la capsule sterno-claviculaire et, franchement, si toutes ces choses n'avaient pas eu le tort de se passer en 1854, au lieu d'être réalisées dix ans plus tard, c'est-à-dire en 1865, j'estime que j'aurais pu aspirer à prendre place, non au premier rang des adeptes enthousiastes, mais parmi les bons élèves de la méthode sous-périostéo-capsulaire.

Maintenant, si après des indications aussi nettes et aussi indiscutables :

1° *Sur le but,* conservation intégrale du tissu fibreux péri-ostéique (Flourens);

2° *Sur le moyen* d'exécution, qui va jusqu'au scrupule, pour ne retirer l'os que *comme d'un étui*, sans enlever la plus petite portion du périoste et de la capsule, et qui se contente d'une seule incision, quelqu'un de mes confrères venait dire que c'est lui qui a inventé tout cela, je n'aurais à lui opposer que le silence forcé de l'homme qui voit que, de parti pris, on refuse de lui rendre justice.

Tous les procédés à incision unique décrits dès 1844, à la Société de chirurgie, sont représentés par la lithographie, dans un traité d'opérations publié en 1861.

Ce qu'il y a de dépense d'invention et d'effort scientifique, dans la description de ces nombreux procédés, ce n'est pas à moi de le dire. Ce sera, si vous voulez, peu de chose, mais ce peu de chose m'appartient-il, oui ou non? Et dès lors y a-t-il un droit que puisse s'arroger un chirurgien de déclarer comme siens des procédés qui, pour le fait principal, ainsi que je l'ai démontré, le placement, la direction et les détails les plus importants de l'incision tégumentaire et musculaire, ont été décrits trente ans avant lui, soumis au jugement d'une société, pratiqués devant une commission dont le rapport est consigné dans les mémoires de cette société, ces procédés représentés dans un ouvrage publié depuis près de douze ans?

Voyez, du reste, combien est fausse la position que s'est faite notre adversaire dans cette question.

La preuve, la vraie preuve de la valeur des procédés de résection, c'est, de l'aveu de tous les chirurgiens, la reproduction intégrale de l'os enlevé.

Ces résultats, vous en avez d'incontestables exemples dans la chirurgie du dix-huitième siècle et dans celle de la première moitié du dix-neuvième.

Considérez-vous ces régénérations comme exclusivement dues à la méthode sous-périostée, vous voilà forcément conduits à admettre l'existence de la méthode, avant l'époque même de votre entrée dans la carrière.

Admettez-vous que les opérations ont été faites sans souci aucun de la méthode, vous lui portez le coup de grâce, puisque sans elle on a des résultats tout aussi beaux, plus beaux même encore que par elle. Témoin l'opération de White, celle de Lentin, celle de Moreau et d'Angerville, celle que j'ai présentée à l'Académie le 16 janvier 1855; et enfin celle de Meyer (de Zurich) avec reproduction de surface articulaire constatée par l'autopsie, cinq ans après l'opération. Parlerai-je enfin de cette résection pour plaie d'arme à feu, et dans laquelle j'ai enlevé la plus grande partie de l'humérus, résection suivie d'une reproduction osseuse remarquable, publiée en entier dans les bulletins de la Société de chirurgie et dans le tome Ier de mon *Traité d'opérations* publié en 1861? L'opération date du 19 juillet 1850, et le malade était guéri le 4 novembre 1850.

Pour que des faits cliniques exposés dans les hôpitaux de Paris, où abordent en toute liberté les médecins français et étrangers; des faits soumis au contrôle de l'Académie de médecine, intégralement publiés dans trois numéros successifs d'un journal répandu, puis dans un ouvrage devenu classique, pourvus dès lors de tous les éléments de l'information scientifique, aient été mis dans l'ombre, il faut croire à un bien singulier concours de circonstances.

Ainsi, à la première question : est-il vrai que le principe de la conservation du périoste et de la capsule appartient à M. Ollier? nous répondons d'une manière complétement négative en montrant l'application de ce principe faite cliniquement et avec succès onze années avant les publications de M. Ollier sur ce sujet.

DEUXIÈME QUESTION.

Est-il vrai qu'avant M. Ollier, *jamais*, dans les cas où l'on avait retranché 6 *centimètres* de la longueur de l'humérus, on n'avait jamais obtenu des résultats *comparables* à ceux que donne la résection sous-périostée?

Eh bien, à cette question, comme à la précédente, je réponds d'une manière formelle par la négative.

La belle observation de Lentin me fournit la seule preuve qui me soit nécessaire pour justifier ce que j'avance.

L'opération de Lentin a été faite en 1771; il enleva avec la *tête humérale*, la *plus grande partie de la diaphyse*, ne conservant que la partie inférieure de l'os, longue d'environ 54 millimètres. Dans ce cas il y eut, en partie, *reproduction de l'os*, et les mouvements du bras restèrent *libres*.

Que l'on mette en regard d'un fait aussi probant ce mot *jamais*, ce mot malsonnant de résultats *comparables*, et l'on verra jusqu'où peut aller l'oubli de l'histoire de la chirurgie.

Voilà un chirurgien qui enlève la presque totalité de l'humérus, tête et diaphyse (il s'agit, ma foi, bien de 6 centimètres); il ne laisse que l'extrémité inférieure de l'os, représentant un tronçon de 54 millimètres. Il obtient une reproduction remarquable. Est-elle, à 1 centimètre près, complète, ne l'est-elle pas? (Qui donc a jamais obtenu une reproduction absolument complète?) Les mouvements du bras sont parfaitement libres. Et vous osez dire que *jamais* il n'y a eu de résultats comparables à ceux de votre soi-disant méthode, la seule rationnelle, suivant vous!

C'est là en agir avec un sans-gêne qu'on ne saurait tolérer, car ce serait se payer à bien bon compte le luxe d'une méthode à soi, la seule rationnelle et donnant des résultats incomparables.

TROISIÈME QUESTION.

Est-il vrai que la méthode de M. Ollier doive être considérée comme la *seule rationnelle?* On ne se dit pas de pareilles choses à soi-même, et surtout on se garde bien de venir les proclamer dans une société où se trouvent les maîtres dont vous avez suivi l'enseignement, et qui vous ont appris à conserver le périoste quinze ans avant que vous eussiez formulé votre méthode sous l'appellation de périostéo-capsulaire.

QUATRIÈME QUESTION.

Est-il vrai que ce qui permet le mieux d'appliquer les règles de la méthode dite périostéo-capsulaire, dans la résection de la tête humérale, c'est l'incision antérieure telle que l'a modifiée M. Ollier?

Cela est parfaitement inexact, d'abord parce que la modification apportée par M. Ollier est tout à fait insignifiante, et que, même dans son insignifiance, elle ne lui appartient pas.

Ensuite parce que je soutiens qu'il est plus facile d'appliquer la méthode sous-périostée en faisant la section préalable de l'os, ce qui donne une facilité beaucoup plus grande pour accomplir l'opération sans danger et avec une rapidité double de celle qu'on obtient par la seule unicité de l'incision, quand on ne lui donne pas pour auxiliaire la section préalable de l'os avant la désarticulation.

Il est temps de faire cesser une équivoque dans laquelle se complaisent des personnes qui ne connaissent que superficiellement la question.

Il faut distinguer les résections entre elles, en regard du procédé opératoire, et ne pas confondre les uns avec les autres des états pathologiques tout à fait dissemblables suivant lesquels se présente la tête de l'humérus au moment de l'opération : car de cette distinction, vont sortir les bases mêmes du procédé opératoire.

Il y a ici deux classes bien tranchées :

1° Les têtes d'humérus qui, avant le commencement de l'opération, sont déjà en voie de désarticulation spontanée, complète ou incomplète ;

2° Celles qui, malgré une lésion centrale de la tête de l'humérus, sans aucune destruction préalable des attaches musculaires aux tubérosités et des attaches de la capsule, sont très-fortement retenues en place et préparent une désarticulation laborieuse et quelquefois dangereuse.

Il faut que j'expose aussi nettement qu'il me sera possible la différence énorme de conditions opératoires qui existe entre les résections comparées entre elles, d'après la nature de la lésion à laquelle on les applique, et alors apparaîtra la raison d'être de procédés opératoires qu'on dédaigne parce qu'on n'a point encore trouvé l'opportunité de leur application, mais qu'on sera bien heureux de trouver au jour des difficultés réelles.

Le premier effet de la nécrose, c'est de détacher le périoste. Il est donc tout décollé. La besogne est faite quand vous abordez le malade atteint de nécrose, et, à moins que vous ne preniez plaisir à peler l'intérieur de ce périoste, vous ne voulez pas, vous ne pouvez pas vous empêcher d'agir sous-périostiquement ou sous-périosteusement.

C'est ce que M. Le Fort a parfaitement mis en lumière ; mais, lui, il va plus loin et il dit : « Quand on opère une résection articulaire, s'il y a un énorme boursouflement de chairs fongueuses capsulo-périostées, il faut ébarber convenablement ces végétations superflues et nuisibles et se garder de faire du sous-capsularisme exagéré. »

Ce sont donc, dans le cas de nécrose, de simples extractions de séquestres ; tout comme l'extraction d'une tête articulaire, réduite en sac d'esquilles, ramène la mission de l'opérateur à une simple extraction d'esquilles, qu'il qualifiera, s'il y met de la bonne volonté, d'opération de résection, parce qu'il aura réséqué, d'un trait de scie, les aspérités d'un col d'humérus plus ou moins irrégulier.

M. Ollier qui, paraît-il, n'a pas fait beaucoup de résections en dehors de celles qu'on pratique à l'occasion des suppurations chroniques, et qui surtout en a fait bien peu, que je sache, au membre inférieur, n'aurait donc opéré, la plupart du temps, que sur le membre supérieur, sur une majorité de sujets très-jeunes, et pour des caries ou nécroses : il a donc eu affaire à des cas dans lesquels périoste, capsule et attaches musculaires étaient déjà décollés de l'os par la suppuration. Il a dû dès lors se faire des idées peu exactes du Manuel opératoire dans les résections pour lésions traumatiques directes, sans destruction des capsules et décollement préalable du périoste.

Si cette affectation singulière à confondre, soit à dessein, soit inconsciemment, dans le même assemblage, deux groupes profondément distincts, vous conduit à les présenter tous ensemble et sans aucun discernement en regard du procédé opératoire, je vous défie de porter un jugement sérieux sur la valeur comparative des procédés.

Il y a donc, au point de vue des procédés de résection scapulo-humérale, deux classes de têtes d'humérus :

1° Les têtes d'humérus à désarticulation facile ou même déjà faite, par le processus pathologique avant qu'on ait abordé le malade:

2° Les têtes d'humérus à désarticulation difficile.

Dans le premier cas, toute l'opération réside dans les procédés, depuis longtemps décrits, de l'incision unique. Périoste et capsule, décollés, ne peuvent pas l'être une seconde fois. Vous ne pouvez découvrir la tête sans qu'elle vous vienne pour ainsi dire à la main. C'est une extraction de nécrose. Il en est tout autrement dans les cas de désarticulation difficile, et je ne crains pas de dire qu'en pareil cas, le chirurgien, même le plus habile, le plus exercé, manque de prudence, s'il refuse un moyen quelconque de faciliter sa tâche.

Une tête d'humérus, une tête de fémur et surtout une tête de clavicule, quand elles ne sont pas préalablement mobilisées par des lésions suppuratives, sont d'une désarticulation difficile et dangereuse si l'on n'a pas recours à la segmentation préalable ou à la fracture préalable, ce qui est tout un.

CINQUIÈME QUESTION.

Est-il vrai qu'on obtient *toujours* par la méthode de M. Ollier une articulation du *même type* que l'articulation enlevée, et qu'à l'épaule on verra se reconstituer une *énarthrose ?*

Ici les limites de l'exagération et de l'inexactitude atteignent des proportions épiques ; ce seul mot *toujours* fait naître tout d'abord quelque défiance. Mais l'affirmation de M. Ollier est en parfait désaccord avec les résultats de sa pratique. Et plusieurs de nos collègues à la Société de chirurgie ont établi sans réplique, que

M. Ollier ne possède pas un seul exemple non contestable de cette chose qui, suivant lui, s'obtient *toujours;* il en est encore à faire la preuve autopsique de ce qu'il avance. Et ces méthodes qu'il qualifie de surannées, de méthodes essentiellement vicieuses, qu'on ne doit plus maintenir dans la pratique, ce sont elles qui vont lui donner le spécimen, le *rara avis* après lequel il court en vain depuis longtemps.

Je vais lui fournir l'indication bibliographique ; qu'il prenne donc la peine de consulter un écrit intitulé : *Physiologie der Entzündung und regeneration im organischem gewebe*, p. 197. Leipzig, 1842.

Il y verra la belle observation de Meyer (de Zurich), dont je regrette de ne pouvoir reproduire ici qu'un extrait :

Meyer (de Zurich) extirpe la clavicule cariée sur un homme de 31 ans; cinq ans après, cet homme meurt, et l'on trouve à l'autopsie une production de surface articulaire parfaitement caractérisée.

SIXIÈME QUESTION.

Est-il vrai qu'on ne peut se dispenser de suivre la méthode de M. Ollier et les règles tracées par lui, sous peine de ne faire qu'une opération sous-périostée inconsciente, dans laquelle on *gratte l'os plus ou moins régulièrement* et on conserve *par-ci par-là* quelques lambeaux de périoste?

Cela n'est pas, puisque l'on vous montre des opérations faites dix ans, douze ans avant celles de M. Ollier, et dans lesquelles on conservait périoste et capsule aussi bien que lui, mais en y mettant beaucoup moins de prétentions.

SEPTIÈME QUESTION.

Est-il vrai que *tous les procédés anciens* soient essentiellement défectueux, qu'on ait tort de les conserver dans la pratique, et qu'il faille les mettre au rang des opérations surannées?

Tout ce que j'ai dit dans le cours de mon travail étant la réfutation de l'erreur indiquée par cette question, je me garderai d'abuser plus longtemps des moments de la Société.

Paris. — Typographie A. Poucin, quai Voltaire, 13.— (3454-72)

TABLEAU DE SEIZE RÉSECTIONS AVEC INDICATIONS PRÉCISES

l'âge des sujets opérés et de la date exacte de l'opération; — 2° des hôpitaux dans lesquels l'opération a été faite; — 3° des résultats cliniques constatés par des dates précises; — 4° l'indication bibliographique du lieu de publication.

MEMBRE THORACIQUE

…AGES, PROFESSIONS …T LIEU DE L'OPÉRATION	NATURE DE LA MALADIE	NATURE DE L'OPÉRATION ET MODE DE PANSEMENT	RÉSULTATS CLINIQUES	DATE ET LIEU DE PUBLICATION, REMARQUES
…ML (Julie), vingt-et-un …chisseuse.	Spina-ventosa de la phalange métacarpienne.	Ablation de la phalange en respectant les deux articulations. — Pansement, occlusion.	Guérison.	*Gazette des hôpitaux.* Numéro du 1er octobre 1853. *Traité des opérations*, tome 1er, page 622.
…TAS (Étienne), dix-neuf …vateur, à Vincennes, opé… juillet 1850, à l'hôpital …oine.	Fracture comminutive de l'humérus par plaie d'arme à feu.	Ablation de toute la portion d'humérus comprise entre la gouttière du nerf radial en haut et le plateau articulaire huméro-cubital. Occlusion.	Guérison.	*Traité des opérations chirurgicales*, tome 1er, page 652.
(Guillaume), vingt-trois …profession, à la Charité. …. Service de M. Gerdy.	Carie de l'omoplate.	Ablation de l'épine de l'omoplate et de l'acromion dans son articulation acromio-claviculaire. Occlusion.	Guérison.	*Traité des opérations chirurgicales*, tome 1er, page 662.
(Louise), quarante ans, …de ménage, à Lariboisière …érée le 31 juillet 1851.	Ostéite suppurante et fracture spontanée de la clavicule.	Ablation sous-périostée capsulaire des deux tiers internes de la clavicule. Pansement par occlusion.	Guérison et reproduction de la partie enlevée.	*Gazette hebdomadaire*, tome II, 8 juin 1855, nos 23, 26 et 27. Acad. de méd. 10 janv. 1855. *Gazette des hôpitaux*, 18 janv. 1855. *Traité des opérations chirurgicales* en 1861, tome 1er, page 670.
(Caroline) quatorze ans, Lariboisière, opérée le 4 …851.	Tumeur fongueuse et carie acromio-claviculaire.	Ablation de la tumeur fongueuse et de l'articulation acromio-claviculaire; on résèque l'extrémité externe de la clavicule ainsi qu'une portion de l'apophyse acromion. Pansement par occlusion.	Guérison et sortie de l'hôpital le 22 février 1853.	*Traité des opérations chirurgicales*, tome 1er, page 178.

MEMBRE ABDOMINAL

NOMS, AGES, PROFESSIONS DATE ET LIEU DE L'OPÉRATION	NATURE DE LA MALADIE	NATURE DE L'OPÉRATION ET MODE DE PANSEMENT	RÉSULTATS CLINIQUES	DATE ET LIEU DE PUBLICATION, REMARQUES
LONGUENARD (Joséphine), vingt-deux ans, journalière. Hôpital Saint-Antoine, opérée le 23 avril 1853.	Exostose englobant trois métatarsiens.	Ablation des trois métatarsiens compris entre le 1er et le 5e. Pansement par occlusion.	Guérison en six semaines.	*Gazette des hôpitaux*, 27 août 1853. Présenté à la Société de chirurgie le 23 juin 1854. *Traité des opérations chirurgicales*, tome II, page 264.
PRASLAC (Joseph), vingt-deux ans, layetier, opéré à Saint-Antoine le 18 mai 1853. Envoyé des salles de médecine en chirurgie.	Carie spongieuse du 1er métatarsien et carie centrale du 1er cunéiforme.	Résection totale du 1er cunéiforme et du 1er métatarsien avec conservation du 1er orteil.	Guérison complète avec une faible difformité; retour intégral des fonctions du pied.	Cette guérison n'a nécessité aucun appareil prothétique et a permis au malade de se livrer, dans la salle, au travail des infirmiers. *Traité des opérations chirurgicales*, tome 1er, pages 689, 690, 691.
On n'a pas retrouvé le nom du malade et la date de l'opération.	Carie et nécrose du cuboïde.	Résection totale du cuboïde; emploi de la fragmentation en deux parties.	Guérison.	Mentionné sans description détaillée; *Traité de opérations chirurgicales*, tome 1er, page 693.
BONNET (Charles), trente ans, charbonnier, opéré à Lariboisière, le 16 septembre 1858.	Résection totale de l'astragale luxé sens dessus dessous.	Résection totale de l'astragale.	Guérison avec difficulté de l'usage du pied.	*Traité des opérations chirurgicales*, tome 1er, page 693.
LAGARDE (Jean), dix-huit ans, chaudronnier, hospice Lariboisière, opéré le 13 septembre 1854	Tuberculose du calcanéum.	Résection par égrugement avec la gouge, puis cautérisation de la cavité au fer rouge. Pansement par occlusion.	Guérison.	*Traité des opérations chirurgicales*, tome 1er, pages 698, 699.
GIRALDOX (Bernard), vingt-deux ans, porteur d'eau, opéré le 8 mars 1858, hospice Lariboisière.	Nécrose du calcanéum par ostéite suppurante.	Opéré au moyen du perforateur et de la scie à chaine. Pansement par occlusion.	Sort guéri le 20 mai 1858.	*Traité des opérations chirurgicales*, tom 1er, page 700.
X…, 23 ans, menuisier; on n'a pas la date de l'opération.	Fracture du péroné avec lésions suppurantes graves de l'articulation du pied.	Résection du péroné nécrosé dans une étendue de 10 centimètres; emploi de la cisaille de Liston. Résection du tibia, scie à chaine.	Guérison au bout de cinq mois.	*Traité des opérations chirurgicales*, tome 1er, page 692.
CAVAUT (J.-B.), trente ans, cultivateur, Lariboisière, opéré le 7 juillet 1856.	Gangrène par congélation.	Résection des deux os de la jambe à la hauteur du lieu d'élection.	Guérison le 29 septembre.	*Traité des opérations chirurgicales*, tome 1er, page 454.
HERVIEUX (Adélaïde), dix-sept ans, dentellière, opérée le 25 mars 1850, à l'hôpital Saint-Antoine.	Exostose du tibia remplissant l'espace interosseux.	Résection par abrasion au moyen de la scie circulaire creuse enlevant, jusque dans la substance osseuse saine, l'implantation de la tumeur. Pansement par occlusion.	Sort guérie le 18 juillet; marchait dès le 23 juin 1850.	Présentée à la Société de chirurgie, séance du 17 juillet 1850. *Gazette des hôpitaux*, tome II, pages 268, 269, 270
MACLOU (François), vingt-cinq ans, maraicher, opéré, à Lariboisière, le 22 juin 1857.	Pseudarthose après fracture du fémur avec chevauchement.	Résection des deux fragments de la fracture du fémur.	Guérison; marche et travaille avec un talon élevé.	Société de chirurgie, séance du 10 mars 1858. *Traité des opérations chirurgicales*, tome 1er, page 712.
Autre résection du fémur; usage de la scie à chaine.	Pour nécrose.	Ablation d'une longue portion du fémur.	Guérison.	*Gazette des hôpitaux*, 10 mai 1859.

3481 — Paris. — Imprimerie de A. Pougin, quai Voltaire, 13.

www.ingramcontent.com/pod-product-compliance
Ingram Content Group UK Ltd.
Pitfield, Milton Keynes, MK11 3LW, UK
UKHW032038260826
14628UKWH00007B/3031

9 782019 656584